BEI GRIN MACHT SICH IHR WISSEN BEZAHLT

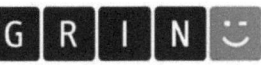

Konzepte und Strategien der individuellen Gesundheitsförderung. Eine Präventionsmaßnahme in Form eines Kursprogramms

GRIN

Bibliografische Information der Deutschen Nationalbibliothek:

Die Deutsche Nationalbibliothek verzeichnet diese Publikation in der Deutschen Nationalbibliografie; detaillierte bibliografische Daten sind im Internet über http://dnb.d-nb.de abrufbar.

ISBN: 9783346674562
Dieses Buch ist auch als E-Book erhältlich.

© GRIN Publishing GmbH
Nymphenburger Straße 86
80636 München

Druck und Bindung: Books on Demand GmbH, Norderstedt Germany
Gedruckt auf säurefreiem Papier aus verantwortungsvollen Quellen

Das Buch bei GRIN: https://www.grin.com/document/1244334

Deutsche Hochschule für
Prävention und Gesundheitsmanagement
Hermann Neuberger Sportschule 3
66123 Saarbrücken

Bitte Zutreffendes ankreuzen:

— **Hausarbeit x**

— **Skript**

Modul:	**Konzepte und Strategien der individuellen Gesundheitsförderung**
Studiengang:	**BGM**
Datum Präsenzphase:	**15.02 – 17.02. 2021**
Studienort:	**Stuttgart**
Aufgabe:	**Eine Präventionsmaßnahme in Form eines Kursprogramms in einem der prioritären Handlungsfelder Bewegungsgewohnheiten, Ernährung oder Stressmanagement gemäß den im „Leitfaden Prävention - Handlungsfelder und Kriterien nach § 20 Abs. 2 SGB V, Leit-faden Prävention in stationären Pflegeeinrichtungen nach § 5 SGB XI" (GKV-Spitzenverband, 2018) definierten Qualitätskriterien zu entwickeln.**

Inhaltsverzeichnis

1 Grundlegende Informationen zur Präventionsmaßnahme

1.1 Bezeichnung des Kursangebotes

„Sitzen ist das neue Rauchen. Sie wollen doch kein Raucher sein!"
Die gesundheitlich starken Probleme, die vor allem im Rücken beim Sitzen auftreten können, und dem allgemeinen Wissensstand, dass Rauchen sehr ungesund und sogar tödlich
ist, wurde das Thema in eine provokante Verbindung gebracht. Natürlich gilt es hierbei
niemanden zu kritisieren oder auszugrenzen. Der Titel ist bewusst provokant gewählt, um
Aufmerksamkeit für ein gesundheitlich sehr wichtiges Thema zu generieren. (Biddle et
al., 2016)

1.2 Handlungsfeld und Präventionsprinzip

Handlungsfeld: „Bewegungsgewohnheiten"
Präventionsprinzip: „Vorbeugung und Reduzierung spezieller gesundheitlicher Risiken
durch geeignete Verhaltens- und gesundheitsorientierte Bewegungsprogramme"

1.3 Bedarf

Nach den Ergebnissen von DEGS1 achtet etwa ein Drittel der Erwachsenen in Deutschland auf ausreichende körperliche Aktivität. Etwa ein Viertel treibt regelmäßig, mindestens 2 h pro Woche Sport. Die jedoch von der Weltgesundheitsorganisation (**World
Health Organisation**,2010) für einen gesundheitlichen Nutzen empfohlene Mindestaktivitätszeit von 2,5 h pro Woche, in mäßig anstrengender Intensität, ist bei über 80% der
Bevölkerung nicht gegeben. Daraus lässt sich schließen, dass die eigene Wahrnehmung
über ausreichend Sport und die tatsächlich gesundheitlich relevanten und empfohlenen
sportlichen Aktivitäten, weit auseinander liegen. Bedarf für mehr Bewegung besteht.
(Krug et al., 2013).
Einhergehend mit dieser Problematik sind Rückenschmerzen das größte Problem. 15-
45% der deutschen Bevölkerung gehen aufgrund von Rückenschmerzen mindestens einmal im Jahr zum Arzt. Pro Jahr fallen deshalb in der Bundesrepublik circa 33 Millionen
Behandlungsfälle (bei einem Arzt im Quartal) wegen Rückenschmerzen an. In 87,5% der

Fälle handelt es sich um akute Beschwerden, 13,5% dieser Beschwerden werden jedes Jahr chronisch und es werden immer mehr. Patienten mit akuten Rückenschmerzen suchen 1- bis 3mal im Jahr den Arzt auf, chronisch Rückenleidende 4 - bis 9mal oder öfter. (The BMJ, 2004) 80% aller Rückenschmerzen klingen mit oder ohne Behandlung innerhalb von 6-8 Wochen ab. Eine Zahl, die es erschwert den Nutzen (und Schaden) von Behandlungen zu überprüfen. Für 90% aller Rückenschmerzen findet sich keine spezielle Ursache. Jedoch werden 14% davon jedes Jahr chronisch. Rückenschmerzen sind daher ein großes Gesundheitsproblem. (Bouchard, 2001).

Die Begleiterscheinungen sowie die Ursache der Rückenschmerzen resultieren meist aus allgemeinem Bewegungsmangel, zu wenig Sport bzw. rückenkräftigende Maßnahmen und zu langem Sitzen (Park et al., 2018).

Die Risikofaktoren sind bei Frauen und Männern gleichermaßen gegeben. Jedoch nimmt das Risiko an Rückenschmerzen zu erkranken mit dem Alter zu. (BMJ, 2004)

Rückenschmerzen sind signifikant häufiger bei Depressionen, Angsterkrankungen, Medikamentenmissbrauch, chronischem Stress, Unzufriedenheit mit der Arbeit und niedriges Selbstwertgefühl sowie Bewegungs- und Sportmangel und fast keiner der Patienten, die 2 Jahre oder länger mit Rückenschmerzen krankgeschrieben sind, kehren jemals wieder an den Arbeitsplatz zurück. (Statistisches Bundesamt, 2019)

Unnötig lange Krankschreibungen verschlimmern die Schmerzen und sind ein bedeutsamer Faktor für die Chronifizierung. Was dabei anfangs von den Patienten als großzügige und verständnisvolle Unterstützung erlebt wird, führt später zu sozial negativen Folgen und tatsächlich vermehrt empfundenen Schmerzen. Die zeitige psychische und physische Vorbeugung der Rückenschmerzen kann einer Chronifizierung sowie allgemeinen Rückenschmerzen entgegenwirken. (Jones et al., 2003)

Die anfallenden Kosten aufgrund der Rückenschmerzen in Deutschland sind enorm. Insgesamt fallen jährlich in Deutschland 3 bis 4 Milliarden € reine Konsultationskosten aufgrund der Schmerzen an. Tendenz steigend. (Statistisches Bundesamt, 2019).

Immer mehr Menschen gehen einer sitzenden Tätigkeit nach. Sport in Vereinen oder Fitnesseinrichtungen wird zwar mehr, doch prozentual macht das keinen Unterschied im Vergleich zu den sitzenden Menschen. Ein Grund dafür ist der westlich – moderne Lebensstil. Dazu kommt, dass viele Freizeitaktivitäten mittlerweile auch im Sitzen stattfinden und Fehlernährung sowie Stress zunehmen, was dann zu der Entstehung von zahlreichen, auch psychischen Erkrankungen und vorzeitiger Mortalität führen kann. (Engeroff & Füzéki, 2017; WHO, 2010).

Körperliche Inaktivität mit ihren Folgen wurde demzufolge bereits als das zentrale Gesundheitsproblem des dritten Jahrtausends bezeichnet. (Blair, 2000)

1.4 Wirksamkeit

Tabelle1: Wirksamkeit

Vollständiger bibliografischer Nachweis	Shiri, R. Coggon, D. & Falah-Hassani, K. (2018). Ercise for the Prevention of Low Back Pain: Systematic Review and Meta Analysis of Controlled Trials. *American Journal of Epidemiology.* 187 (5), 1093–1101.
Darstellung der zentralen Ergebnisse	Das Ziel dieser systematischen Überprüfung und Metaanalyse war es, die Auswirkungen von Übungen und Bewegung bei Interventionen für Berufstätige und die normale Bevölkerung zur Vorbeugung von Rückenschmerzen (BP) und damit einhergehenden Behinderungen zu bewerten. Die Ergebnisse der verschiedenen Studien besagen, dass Bewegung allein das Risiko von Rückenschmerzen um 33% reduzierte. Bewegung in Kombination mit psychischer Bildung reduzierte die Rückenschmerzen um weitere 27%. Die Schwere von BP und die Einschränkungen waren auch in allen Trainings, bzw. Sportgruppen geringer als in Kontrollgruppen, die keinen oder wenig Sport gemacht haben. Bewegung reduziert das Risiko von Rückenschmerzen und damit verbundenen Einschränkungen. Die Kombination aus Stärkung der Rückenmuskulatur mit Dehnübungen, die 2-3 mal pro Woche durchgeführt werden, kann zur Vorbeugung von Rückenschmerzen in der allgemeinen Bevölkerung empfohlen werden.
Erläuterung der Bedeutung der Studienergebnisse für die geplante Präventionsmaßnahme	Bewegung in Kombination mit Dehnungen, welche regelmäßig durchgeführt werden müssen, beugen Rückenschmerzen vor. Zusätzliche psychische Sensibilisierung für das Thema verstärken diesen Effekt um bis zu 30%. Das bedeutet, dass regelmäßiges Training mit Dehnung in Kombination mit theoretischem

	Wissen nachweislich Rückenschmerzen vor-beugen können. Aus diesem Grund scheint die Kombination aus Dehn- und Bewegungseinheiten mit einem Theoretischem Anteil, insbesondere zur Selbstwirksamkeit, optimal für die Prävention von Rückenschmerzen bei viel sitzenden Menschen zu sein.

1.5 Zielgruppe

Der Bedarf der Prävention besteht für Menschen, die sich zu wenig bewegen und viel sitzen. Allerdings erfüllen die meisten Erwachsenen (80%) diese Kriterien. (WHO, 2010) Zusätzlich leiden 85 % aller Menschen einmal im Leben unter Rückenschmerzen und bei 15% davon werden die Rückenschmerzen chronisch. (Krug et al., 2013).

15-45% der deutschen Bevölkerung gehen deshalb mindestens einmal im Jahr zum Arzt, was dazu führt, dass pro Jahr in der Bundesrepublik circa 33 Millionen Behandlungsfälle (bei einem Arzt im Quartal) wegen Rückenschmerzen anfallen. Die Behandlungen dafür kosten den Staat sehr viel Geld. (Statistisches Bundesamt, 2019).

Das Risiko, an Rückenschmerzen zu erkranken, steigt dabei im Alter und bei viel sitzenden Menschen stetig an. In Bezug auf den demografischen Wandel gewinnt der Zusammenhang zwischen regelmäßiger körperlicher Aktivität, selbstständiger Lebensführung, Verrichtung aller Aktivitäten des Alltags sowie die Aufrechterhaltung der geistigen Leistungsfähigkeit zusätzlich besonders im höheren Alter an Bedeutung. (Deutsche Zeitschrift für Sportmedizin, 2017)

Tabelle2: Zielgruppe

Geschlecht	Männlich / Weiblich / Divers
Alter/ Altersspanne	45 +
Sozialstatus	intellektuelles Niveau, sitzende Tätigkeit und wenig Zeit für Sport (Management oder Verwaltung) Familie.
Gesundheitsrisiken/-belastungen	Normaler BMI. Privat, sowie beruflich wenig bis keine Bewegung. Gelegentliche Rückenschmerzen sowie Verspannungen im Nacken/Schulter – Bereich, jedoch nicht chronisch und keine behandelten Krankheiten beim Arzt

	Beruflich sehr eingespannt deshalb unregelmäßige Mahlzeiten und keine ausgewogene Ernährung. Raucher/Nichtraucher. Gelegentlicher Alkoholkonsum.
Kontraindikationen	- Akuter Bandscheibenvorfall - erhöhte Spastikneigung - Ruhedyspnoe - starke Schmerzen - Fieber - Emesis (Übelkeit) - Diarrhoe (Durchfall) - geschwollene Gelenke

1.6 Ziele der Maßnahmen

1. Stärkung der physischen Gesundheitsressourcen durch die allgemeine Erhöhung der sportlichen Aktivität und Bewegung

Die von der Weltgesundheitsorganisation (WHO, 2010) für einen gesundheitlichen Nutzen empfohlene Mindestaktivitätszeit von 2,5 h pro Woche in mäßig anstrengender Intensität ist bei über 80% der Bevölkerung nicht gegeben. Die vorgegeben sportlichen Aktivitäten in der Woche erreichen nicht einmal 2/3 der deutschen Bevölkerung. Grade die sitzenden Berufe sind stark gefährdet für viele Zivilisationskrankheiten und psychische Probleme. (Krug et al., 2013).

Bewegung, die regelmäßig und zielgerichtet, mit moderater Intensität und einem Mindestumfang von zweieinhalb Stunden pro Woche durchgeführt wird, stellt gesichert einen zentralen Schutzfaktor der Gesundheit dar und ist auch präventiv wirksam bei allgemeinen bewegungsmangelbedingten Beschwerden. (Handbuch Gesundheitssport, 2006)

Eine erhöhte Bewegung im Alltag sorgt für eine Besserung der psychischen und physischen Verfassung und kann somit den Rückenschmerzen vorbeugen. (Shiri, Coggon, Falah-Hassani, 2017, S. 1093–1101)

2. Stärkung psychosozialer Gesundheitsressourcen (Handlungswissen, Selbstwirksamkeit, Körperkonzept, soziale Kompetenz und Einbindung). Außerdem der Aufbau von Bindung an gesundheitssportliche Aktivität im Alltag

Daran, dass die WHO eine Gesundheitsempfehlung herausgibt und diese nicht einmal von ¼ der Bevölkerung erfüllt wird sehen wir, dass die psychische Wahrnehmung von Gesundheit, sowie deren Wichtigkeit, wenig bis gar nicht vorhanden ist. (Krug et al., 2013).

Dieses Bewusstsein muss geschaffen werden, um die Gesundheit nachhaltig zu fördern.

Eine Kombination aus theoretischem Wissen und praktischen Übungen fördern eine nachhaltige Gesundheit und wirken Rückenschmerzen und deren Folgen entgegen. (Shiri, Coggon, Falah-Hassani, 2017, S. 1093–1101)

Es gilt außerdem, die Risikofaktoren zu minimieren und eine gesunde Selbstwirksamkeit/Resilienz sowie soziale Kompetenz aufzubauen um den gesundheitlichen Problemen, die durch das Sitzen entstehen, auch langfristig entgegen wirken zu können. (Shiri, Coggon, Falah-Hassani, 2017, S. 1093–1101)

Somit steht auch hier eine langfristige Bindung an den Gesundheitssport im Vordergrund.

3. Aufbau von gezielter Muskulatur und Förderung der Beweglichkeit, um die physische Gegebenheit des Rückens zu verbessern und zu stärken

Menschen, die viel sitzen und sich wenig bewegen, neigen zusätzlich zu den Herz-Kreislauf-, Stoffwechsel- sowie Muskel-Skelett-Erkrankungserscheinungen sehr häufig dazu, Rückenschmerzen zu entwickeln. (Park et al., 2018).

Damit einhergehend können viele andere psychische oder chronische Krankheiten auftreten, die es zu vermeiden gilt. In Prozenten entwickeln im Jahr circa 15% der deutschen Bevölkerung einen chronischen Rückenschmerz.

Ein gezieltes Rückentraining in Kombination mit einer Dehnung kann dafür sorgen, dass es erst gar nicht zu den angesprochenen Rückenschmerzen und deren Chronifizierung kommt. (Engeroff & Füzéki, 2017; WHO, 2010).

2 Inhaltlich-organisatorische Grobplanung des Kursprogrammes

Tabelle3: Grobplanung des Kursprogrammes

Kursinhalte	Die Kursinhalte bestehen im Wesentlichen aus Modulen, die zu Verbesserung der physischer Ressourcen Kraft und Dehnfähigkeit dienen. Es wird selbstverständlich auf das Belastungsgefüge sowie die korrekte Ausführung hingewiesen. Zusätzlich dazu soll die allgemeine Bewegung, gerade im Alltag, erhöht und gefördert werden.

Um die jeweiligen Module motivierender zu gestalten gibt es Musik, Spiele und gemeinsame Gruppenübungen mit Bällen sowie kurze Erfahrungsberichten oder Vorträge der Teilnehmer.

In der Theorie werden auf die positiven Wirkungsweisen der körperlichen Aktivität bei der problemzentrierten Bewältigung spezifischer Gesundheitsprobleme und auf die Volkskrankheiten (insbesondere das Sitzen) Bezug genommen. Ebenso wird der Bezug zum Alltag hergestellt, so dass immer wieder kleine Übungen oder Tricks mit nachhause gegeben werden. Es wird auf das genannte Gesundheitsproblem „Sitzen" eingegangen, so dass es phasenweise auch zu stehenden Phasen während der Module kommen kann um Beispiele für den Alltag präsenter zu machen. Im Bezug dazu wird ein Effekt und Handlungswissen für den Alltag vermittelt, welches im Nachhinein hilft, die Module nachzuvollziehen und Übungen leichter in den Alltag zu integrieren. |
| **Kursdauer** (in Wochen) | 10 Wochen |

Kurseinheiten (Anzahl)	10 Einheiten. 1. Einheit pro Woche
Kurseinheiten (Dauer)	60 Minuten
Zeitaufteilung Theorie/Praxis	15 Minuten Theorie / 45 Minuten Praxis
Teilnehmerzahl (min. / max.)	6 – 15
Benötigte Ressourcen	Whiteboard, Beamer, Matten, Stühle, Stift und Papier für die Teilnehmer*innen, Handout, Musikanlage, Bänder, Gymnastik-Bälle, Fußbälle, Handbälle. Räumlichkeiten sollten Platz für max. 15 Personen bieten.
Kursleiter	Staatlich anerkannter bewegungsbezogener Berufs- oder Studienabschluss mit Nachweis folgender Mindeststandards: Fachwissenschaftliche Kompetenz: Trainings- und Bewegungswissenschaften Fachpraktische Kompetenz: Theorie und Praxis der Sportarten und Bewegungsfelder Fachübergreifende Kompetenz: Grundlagen der Gesundheitsförderung und Prävention
Kursanbieter	Gesundheitsstudio Hannover, Großes Studio mit Physiopraxis, einer Ruckenschule und vielen freien Räumen. Das Gesundheitsstudio arbeitet eng mit der Physio-Praxis zusammen, wobei die Hauptarbeit in Kooperationen mit Firmen besteht.

Begründung der Kursinhalte:

Die Kursinhalte beziehen sich allesamt auf die in Aufgabe 1.3 genannten gesundheitlichen Probleme, die sich aus zu wenig Sport und Bewegung sowie zu vielen sitzenden Tätigkeiten ergeben. (Krug et al., 2013).

Aufgrund des hohen Stellenwertes der Rückenproblematiken im Hinblick auf das Sitzen in den Statistiken der Krankheitsarten, wurden diese Maßnahmen gezielt gewählt. Die Allgemeine Bewegung wird gefördert und gefordert und es wird spezifisch Muskulatur in gefährdeten Bereichen, wie dem Rücken aufgebaut, denn die allgemeine Bewegungsförderung, spezifische Muskelkräftigung und die Beweglichkeit spielen die treibende Rolle im Bereich der Primärprävention von Rückenschmerzen. (Shiri, Coggon, Falah-Hassani, 2017, S. 1093–1101)

Ebenso spielen psychische Faktoren sowie die soziale Einbindung in eine Gruppe eine Rolle, um die genannten Ziele der Primärprävention von Rückeschmerzen auch nachhaltig zu sichern und zu fördern, da mithilfe dieses Wissens bzw dieser Verhaltensänderung den Rückenschmerzen zusätzlich um bis zu 30% vorgebeugt werden kann. (Engeroff & Füzéki, 2017; WHO, 2010).

In der Theorie wird zusätzlich die individuelle Resilienz und das Barrieren Management aufgebaut wobei die individuellen Risikofaktoren des Sitzens explicit angesprochen werden, um dann die gesundheitlichen Folgen sowie die Gegenstrategien gemeinsam zu erarbeiten (Handbuch Gesundheitssport, 2006). Die Selbstwirksamkeit ist essentiell, um in der Zukunft auch zusätzlichen Hindernissen im Alltag zu trotzen und dauerhaft in Bewegung zu bleiben. (Park et al., 2018).

Neben den Vorteilen, die Bewegung, Kräftigung und Beweglichkeit haben, werden immer wieder praktische Aufgaben und Beispiele für den Alltag sowie ganze Übungseinheiten mit eingebracht, um die Module so praktikabel und unterhaltsam wie möglich für den Teilnehmer zu gestalten und das Handlungs -und Effektwissen zu steigern, da nur mithilfe dieses Wissens den Rückenschmerzen und deren Chronifizierung langfristig vorgebeugt werden kann. (Shiri, Coggon, Falah-Hassani, 2017, S. 1093–1101)

3 Inhaltlich-methodische Detailplanung des Kursprogrammes

Tabelle 4: Detailplanung des Kursprogrammes

Woche	Kurs-einheit	Hauptthema der Kurseinheit	Lernziele	Lerninhalte	Umsetzungsaspekte
1	KE1	Organisation, Kennen lernen, Ziele	**Theorie:** Die Gruppe kennen lernen. Das Thema kennen lernen. Seine eigene Intention und Ziele kennen lernen und vorstellen. **Praxis:** Individuelle Ziele herausarbeiten	**Theorie:** Einführung in die Thematik und individuelle Zielerarbeitung **Praxis:** Rundführung, Spielende Vorstellungsrunde	Organisationsformen: Vortrag vor der Gruppe, Sitzkreis für die Vorstellungsrunde. Medien: Beamer und Laptop PowerPoint Präsentation Hilfsmittel: Stift und Papier zum Mitschreiben, Thema des Kurses als Handout
2	KE2	Wie wichtig ist das Rückentraining im Bezug auf das Sitzen und dessen gesundheitlichen Nachteile	**Theorie:** Die Teilnehmer können gesundheitliche Probleme, die durch das Sitzen entstehen nennen	**Theorie 15 Minuten:** Vorstellung der Studienlage zu Rückentraining und dem Sitzen und Feedbackgespräch zu den Übungen.	Organisationsformen: Gruppengespräch, Informationsvortrag in der Gruppe sowie Training in der Gruppe

Nr	Kennung	Thema	Lernziele	Ablauf	Medien
		Die Vorteile des Beweglichkeitstrainings sowie Dehnübungen für den Alltag	Die Teilnehmer verstehen, wie wichtig das Rückentraining aufgrund der Studienlage ist (Selbstwirksamkeit) **Praxis:** Wie trainiere ich den Rücken am effektivsten und gesündesten.	**Praxis 45 Min:** **Warm-Up:** Laufen, Mobilisieren des Rückens **Hauptteil:** 5 Verschiedene Übungen für den Rücken **Abschluss:** Cool-Down mit einer Beweglichkeitseinheit für den Rücken	Medien: Flipchart, Beamer für die kurze PowerPoint Präsentation Hilfsmittel: Matte, Handtuch, Stifte Zettel, Musikanlage, Handout mit der zusammengefassten Studienlage
3	KE3		**Theorie:** Die Teilnehmer lernen die Vorteile des Beweglichkeitstrainings kennen und lernen, dieses in den Alltag zu integrieren **Praxis:** Die Teilnehmer lernen, wie sie den Rücken am gesündesten und effektivsten selber dehnen können	**Theorie 15 Min:** Studienlage zu Dehnübungen **Praxis 45 Min:** **Warm Up:** Laufen **Hauptteil:** 5 Verschiedene Dehnübungen: Hüftbeuger, Vor/Rückseite Oberschenkel, unter/oberer Rücken **Schluss:** Es werden eigene Dehnübungen für Zuhause aufgeschrieben	Organisationsformen: Informationsvortrag mit der Flipchart = Gruppengespräch. Training in der Gruppe Medien: Beamer, Laptop, PowerPoint Präsentation Hilfsmittel: Stift, Papier, Liste, Matte, Handtuch, Musikbox

4	KE4	Die Vorteile und Hindernisse der allgemeinen Bewegung sowie die Konzeption einer Bewegungs-/Sporteinheit	**Theorie:** Die Teilnehmer lernen die Vorteile von regelmäßiger Bewegung kennen und können Verhaltensalternativen zur Verbesserung ihrer gesundheitlich Risiken entwickeln und anwenden **Praxis:** Die Teilnehmer führen eine Sporteinheit mit Aufwärmen, Hauptteil, Schluss durch	**Theorie 15 Min:** Vorteile von Bewegung und Barrieren gemeinsam identifizieren. **Praxis 45 Min:** **Warm Up:** Laufen **Hauptteil:** Ballspiel Koordination **Schluss:** jeder TN macht eine Dehnübung für die Gruppe **WDH Einheit 3**	Organisationsformen: Sitzkreis mit Rede-Stationen Medien: Keine, Sitzkreis in der Gruppe, Training in der Gruppe mit Teilnehmer-Anleitung Hilfsmittel: Handtuch, Matte, Musikanlage, Stift und Papier
5	KE5	Die rückenkräftigenden Übungen werden in den Alltag integriert und es werden Hindernisse identifiziert. (WDH Tag 2)	**Theorie:** Die Teilnehmer verstehen, wie schädlich langes Sitzen ist und identifizieren ihre persönlichen Barrieren und erarbeiten Gegenstrategien **Praxis:** Es werden alltagstaugliche Rückenübungen aufgeschrieben und nachtrainiert	**Theorie 15 Min:** Studienlage zu den Nachteilen des Sitzens wird erläutert, anschließend werden die eigenen Hindernisse und Gegenstrategien aufgeschrieben **Praxis 45 Min:** **Warm-Up:** Laufen + Mobilisation Wirbelsäule	Organisationsformen: PowerPoint Präsentation, Einzelarbeit Medien: Beamer + Laptop, Power-Point Präsentation Hilfsmittel: Matte, Handtuch, Musikanlage, Handout von jedem Teilnehmer selber erstellt und einen Stift

				Hauptteil: Die 5 Rückenübungen aus der 2. Woche werden wiederholt Abschluss: Cool-Down und Übungszettel für Zuhause entwickeln	
6	KE6	Individuelle Hürden für Beweglichkeitstraining und Gegenstrategien der Teilnehmer werden erarbeitet	Theorie: Die Teilnehmer berichten, welche Erfahrungen sie bei ihren Dehnübungen gemacht haben und entwickeln für die individuellen Hürden Gegenstrategien (Erfahrungsberichte) Praxis: Die Teilnehmer absolvieren eine Dehneinheit	Theorie 15 Min: Jeder Teilnehmer berichtet von seinen Erfahrungen der letzten Wochen mit den eigenen Dehnübungen Bei Hürden oder Problemen entwickelt die Gruppe gemeinsam Lösungsansätze. Praxis 45 Min: Warm-Up: Laufen + Mobility Hauptteil: 5 Dehnübungen aus der 3. Woche werden wiederholt Abschluss: Cool-Down und Feedback zum Dehnen	Organisationsformen: Sitzkreis mit Teilnehmer-Präsentation, Gruppenarbeit Medien: Keine Hilfsmittel: Matte, Handtuch, Zettel. Stift,

			Theorie: Die Teilnehmer kennen Strategien, um langfristig aktiv zu bleiben	**Theorie 20 Min:** In der Theorie erarbeiten die Teilnehmer folgende Punkte: - Förderliche Bedingung - Förderliche Gedanken - Förderliches Tun - Förderliche Konsequenzen	**Organisationsformen:** Einzelarbeit mit anschließender Teilnehmer-Präsentation der Ergebnisse
7	KE7	Es werden Strategien entwickelt, wie der Teilnehmer langfristig aktiv bleibt	**Praxis:** Sporteinheit mit Aufwärmen Hauptteil und Schluss mit dem Schwerpunkt Rückenkräftigung für den Alltag.	**Praxis 45 Min:** **Warm-Up:** Mobilisation Rücken (Alltagstauglich) **Hauptteil:** Rückentraining mit einem Kraftzirkel für den Rücken **Abschluss:** Gemeinsames Dehnen	**Medien:** Whiteboard zum Vortragen **Hilfsmittel:** Zettel, Stift, Musikanlage, Hanteln, Bänder, Matte, Handtuch, Whiteboard
8	KE8	Individuelle Bewegungskompetenzen aus Tag 4 werden gestärkt Und es wird sich gemeinsam sportlich bewegt.	**Theorie:** Der TN hat für sich Möglichkeiten gefunden, die Inhalte der Bewegungseinheit in seine Lebensführung zu übertragen **Praxis:** Bewegungseinheit mit Schwerpunkt Beweglichkeit	**Theorie 20 Min:** Die Teilnehmer berichten von ihren Eigenen Erfahrung im Schwerpunkt Bewegung sowie von Hindernissen und Problemen der letzten 8 Wochen. Für	**Organisationsformen:** Einzelvorträge im Sitzkreis, gemeinsame Gruppenarbeit **Medien:** Whiteboard

Nr	KE	Beschreibung	Theorie/Praxis	Ablauf	Hilfsmittel/Organisationsformen
				die genannten Hindernisse werden Strategien aufgeschrieben. **Praxis 40 Min:** **Warm-Up:** Gemeines Aufwärmen **Hauptteil:** Rückenzirkel **Abschluss:** Dehnen	**Hilfsmittel:** Matte, Handtuch, Stift und Papier sowie ein Band zum Stabilisieren, Whiteboard
9	KE9	Bedeutung von Entspannung und Lockerungsübungen werden erarbeitet und ein Bewegungstagebuch wird erarbeitet/ausgehändigt.	**Theorie:** Der Teilnehmer kennt die Vorteile von Entspannung und Lockerungsübungen **Praxis:** Die Teilnehmer lernen eine spielende Bewegungseinheit kennen und erhalten ihr eigenes Bewegungstagebuch.	**Theorie 30 Min:** Die Teilnehmer lernen die Vorteile von Entspannung auf der Studienlage kennen **Praxis 30 Min:** **Warm-Up:** Mobility mit kurzem An-dehnen **Hauptteil:** Lockere Bewegungseinheit mit Bällen **Abschluss:** jeder Teilnehmer erhält ein Bewegungstagebuch um dauerhaft aktiv zu bleiben. (Aktivitätsvertrag)	**Organisationsformen:** Vortrag vor der Gruppe **Medien:** PowerPoint Präsentation **Hilfsmittel:** Tagebuch, Stift, Matte, Handtuch
10	KE10	Abschluss – Evaluation sowie der	**Theorie:** Der Teilnehmer gibt sein Feedback zum Programm und persönliche Fragen werden geklärt	**Theorie 20 Min:** Die Meinung der Teilnehmer ist gefragt.	**Organisationsformen:** Brainstorming, Bewertungsrunde

		Praxis: Der TN hat ein Sport- und Bewegungsangebot in der Gruppe als dauerhafte Möglichkeit zur Gesundheiterhaltung erkannt und in seinen/ihren Lebensalltag integriert	**Praxis 40 Min:** **Warm-Up:** Spielende Einheit mit dem Ball **Hauptteil:** Wiederholung von Übungen, bei denen Fragen entstanden sind **Abschluss:** Feedback zum Kurs und zum Rückentraining (Testung)	Medien: Whiteboard Hilfsmittel: Stift und Papier, Whiteboard, Matte und Handtuch
	Aufbau von sozialer Bindung für die Zukunft			

4 Dokumentation und Evaluation des Kursprogrammes

Tabelle5: Evaluation des Kursprogrammes

Übergeordnetes Kursziel	Messbares Interventionsziel	Zielindikator	Erhebungsmethode	Erhebungsinstrument	Messzeitpunkte (t)
1. Stärkung der physischen Gesundheitsressourcen durch die allgemeine Erhöhung der sportlichen Aktivität und Bewegung	Erhöhung der körperlichen Aktivität auf 150min pro Woche sowie Verbesserung des subjektiven Wohlbefindens	150 Min/Woche mit moderat-intensiver Aktivität (3-6 MET) gilt dabei als Kriterium für ausreichende physische Aktivität.	Standardisierter schriftlicher Fragebogen	IPAQ Fragebogen	t0 = Vor Beginn der ersten Kurseinheit t1 = Nach der 5. Kurseinheit t2 = Nach der letzten Kurseinheit
2. Stärkung psychosozialer Gesundheitsressourcen (Handlungswissen, Selbstwirksamkeit, Körperkonzept, soziale Kompetenz und Einbindung). Außerdem der Aufbau von Bindung an gesundheitssportliche Aktivität im Alltag	Verbesserung der Gesamtpunktzahl im Fragebogen um mindestens einen Punkt	Der Skalenrang der festgelegt wird nach Auswertung der Einzelitems des Fragebogens.	Standardisierter schriftlicher Fragebogen	Fragebogen zu Bewältigungsressourcen bei Rückenschmerzen	t0 = 1 Wo vor der ersten Kurseinheit t1 = 1 Wo nach der letzten Kurseinheit
3. Aufbau von gezielter Muskulatur und Förderung	Verbesserung des individuellen Skalenwertes um einen Punkt.	Durchführung von zwei standardisierten Übungen	Muskelfunktionsdiagnostik der folgenden 2 Übungen:	Muskelfunktionsdiagnostik nach Janda	t0 = Vor Beginn der ersten Einheit t1 = Im Anschluss an die

19/21

der Beweg- lichkeit, um die physi- sche Gege- benheit des Rückens zu verbessern und zu stär- ken		(Kraft/Dehnfä- higkeit) und Be- wertung des gleichen Trai- ners	**Muskelfunk- tion:** Rückenstrecker (Bauchlage) **Verkürzung:** Hüftbeuger Beweglich- keit/Dehnfähig- keit (Ausfall- schritt)		letzte Stunde (10 Wochen)

5   Literaturverzeichnis

Biddle, S. J. H. Bennie, J. A. Bauman, A. E. Chau, J. Y. Dunstan, D. Owen, N. Stamatakia E. & van Uffelen, J. G. Z. (2016). *Too much sitting and all-cause mortality: is there a causal link? 2016.* Zugriff am 22.03.21. Verfügbar unter Too much sitting and all-cause mortality: is there a causal link? (biomedcentral.com)

Blair, S.N. (2012). Physical Inactivity: The major Public Health problem of the next millennium. *Bjsm.bmj.com.* (1). 1.

Bouchard, C. (2001). Physical activity, and health. Introduction to the dose-response symposium. *Medicine & Science in Sports & Exercise.* School of Kinesiology: Auburn University. (6) S. 347–350.

Engeroff, T. & Füzéki, E. (2016) *Sitzender Lebensstil und Gesundheit* (1. Aufl.). Stuttgart: Springer

Jones, G.T. Watson, K. D. Silman, A. J. Symmons, D. P.M. & Gary J. (2003). Predictors of Low Back Pain in British Schoolchildren: A Population-Based Prospective Cohort Study. *American Academy of Pediatrics.*111: S. 822-828.

Knoll, M. Banzer, W. & Bös, K. (2007) *Handbuch Gesundheitssport.* (2.Aufl.). Schorndorf: Hofmann GmbH & Co. KG.

Krug, S. Jordan, S. Mensink, G. B. M. Müters, S. Finger J. & Lampert, T. *Körperliche Aktivität 2013.* Zugriff am 20.03.21. Verfügbar unter: https://link.springer.com/article/10.1007/s00103-012-1661-6

Park, S-M. Kim H-J. Jeong, H. Kim, H. Chang, B-S. Lee, C-K. Yeom, J. S. (2018). *Longer sitting time and low physical activity are closely associated with chronic low back pain in population over 50 years of age: a cross-sectional study using the sixth Korea National Health and Nutrition Examination Survey 2018*. Zugriff am 18.03.21. Verfügbar unter Longer sitting time and low physical activity are closely associated with chronic low back pain in population over 50 years of age: a cross-sectional study using the sixth Korea National Health and Nutrition Examination Survey - PubMed (nih.gov)

Satistisches Bundesamt (2019). *Krankheitskosten: Deutschland, Jahre, Krankheitsdiagnosen (ICD-10), Geschlecht, Altersgruppen*. Zugriff am 22.03.21. Verfügbar unter https://www-genesis.destatis.de/genesis/online?sequenz=tabelleErgebnis&selectionname=23631-0003&sachmerkmal=ICD10Y&sachschluessel=ICD10-M54&transponieren=true#abreadcrumb

Shiri, R. Coggon, D. & Falah-Hassani, K. (2018). Ercise for the Prevention of Low Back Pain: Systematic Review and Meta Analysis of Controlled Trials. *American Journal of Epidemiology*. 187 (5), 1093–1101.

Skinner, J. S. (2001). Körperliche Aktivität und Gesundheit: Welche Bedeutung hat die Trainingsintensität?. *Deutsche Zeitschrift für Sportmedizin*. 54 (9): S. 265–266.

Speed, C. (2004). Low back pain. *The BMJ*. (328): S. 1119-1121

5.1 Tabellenverzeichnis